DE LA

PÉRITONITE

A FOYERS MULTIPLES

DANS L'APPENDICITE

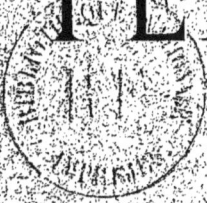

PAR LE

Docteur Georges VORONOFF

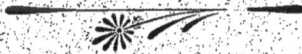

MONTPELLIER

IMPRIMERIE DE LA MANUFACTURE DE LA CHARITÉ

1900

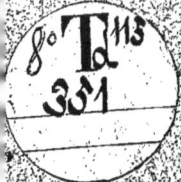

DE LA

PÉRITONITE

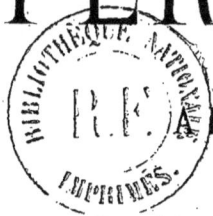

A FOYERS MULTIPLES

DANS L'APPENDICITE

PAR LE

Docteur Georges VORONOFF

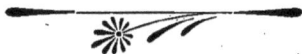

MONTPELLIER

IMPRIMERIE DE LA MANUFACTURE DE LA CHARITÉ

—

1900

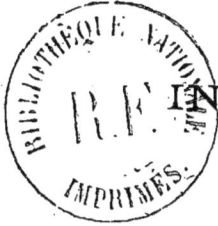

INTRODUCTION

Il y a peu d'années encore on ne connaissait presque rien des péritonites aiguës. Leur étude anatomique était uniquement basée sur des nécropsies d'individus chez lesquels la péritonite avait évolué jusqu'à la phase mortelle : on se trouvait presque toujours en présence des mêmes lésions généralisées, terme ultime de la réaction péritonéale à l'envahissement microbien. Aussi disait-on, par exemple, que les péritonites aiguës étaient « toujours purulentes », que toujours on trouvait dans l'abdomen du pus et des fausses membranes.

En dix ans, l'étude anatomique de la péritonite s'est transformée ; on a établi des divisions, classé des variétés suivant les causes et les viscères, siège de la lésion infectante, précisé les différentes formes que le degré de virulence des microbes provoque ; il en est résulté naturellement que l'histoire de la péritonite moderne est plus complexe, mais on ne doit pas lui en faire un grief, puisque la thérapeutique de cette terrible affection en bénéficie, par la précocité du diagnostic, la précision des indications, les améliorations de la technique opératoire.

L'appendicite, qui a elle seule supporte la responsabilité d'un grand nombre de péritonites, a contribué pour une part considérable à dévoiler pour ainsi dire aux chirurgiens les infections péritonéales. On peut dire qu'en découvrant l'une, on a découvert les autres, et à l'heure actuelle, ces

deux affections sont inséparables et au point de vue thérapeutique, presque *synonymes*. On n'intervient presque jamais
pour une appendicite pariétale simple, sans avoir une péritonite péri-appendiculaire localisée ou généralisée. C'est
grâce aux centaines d'interventions faites durant ces dix
dernières années que l'on connaît les lésions de la péritonite aiguë, leur topographie, leur processus, leur mode de
terminaison. Et c'est l'une des formes de la péritonite généralisée, que l'appendicite nous a révélée, que nous avons
choisi comme sujet de thèse inaugurale, sur le conseil de
notre éminent Maître, ·M. le professeur Forgue. A côté des
péritonites localisées, phlegmons péritonéaux isolés dans
la cavité abdominale et emprisonnés par des adhérences
qui empêchent leur extension, se placent les péritonites
généralisées qui se divisent en trois catégories :

1° La septicémie péritonéale de Mikuliez ou forme septique diffuse, qui tue en quelques heures avant même qu'il
se soit formé du pus dans l'abdomen ; 2° la péritonite généralisée sans adhérences dans laquelle le pus remplit presque
tout l'abdomen, sans cloisonnement, les anses intestinales
ayant conservé leur mobilité ; 3° la péritonite généralisée
avec adhérences.

Celle-ci se présente sous divers aspects et la péritonite à
foyers multiples que nous nous proposons d'étudier, en est
une forme, mal connue encore, mais dont l'histoire ne tar-
dera pas à se compléter. C'est *Sonnenburg* de Berlin qui, le
premier, a donné à cette forme une individualité à part,
sous le nom de *péritonite fibrino-purulente généralisée progressive*. En 1895, à la Société de Chirurgie, M. Nélaton en
rapportait les observations sous le titre de *péritonite généralisée à foyers multiples*. Malgré nos recherches, nous
n'avons pu trouver dans la littérature si touffue de l'appendicite qu'un très faible nombre de cas bien nets. Aussi

nous excusons-nous de présenter à nos juges un travail si faiblement documenté.

Notre modeste travail est divisé en cinq chapitres :

Nous donnons d'abord la remarquable observation que nous devons à l'obligeance de M. le Professeur Forgue.

Dans le premier chapitre nous retraçons en quelques lignes l'histoire de l'appendicite.

Le deuxième est consacré à l'anatomie pathologique.

Dans le troisième, nous posons et étudions la symptômatologie.

Le quatrième se rapporte au diagnostic et au pronostic.

Enfin dans le cinquième, nous posons les indications thérapeutiques et nous résumons le manuel opératoire.

Avant d'aborder le sujet, nous nous faisons un devoir de remercier tous nos Maîtres de la Faculté et en particulier, MM. les professeurs Estor, Hédon, Rauzier et Imbert.

Nos remerciements les plus sincères à M. le professeur Forgue qui nous a fait l'honneur d'accepter la présidence de notre thèse et qui nous a inspiré ce modeste travail.

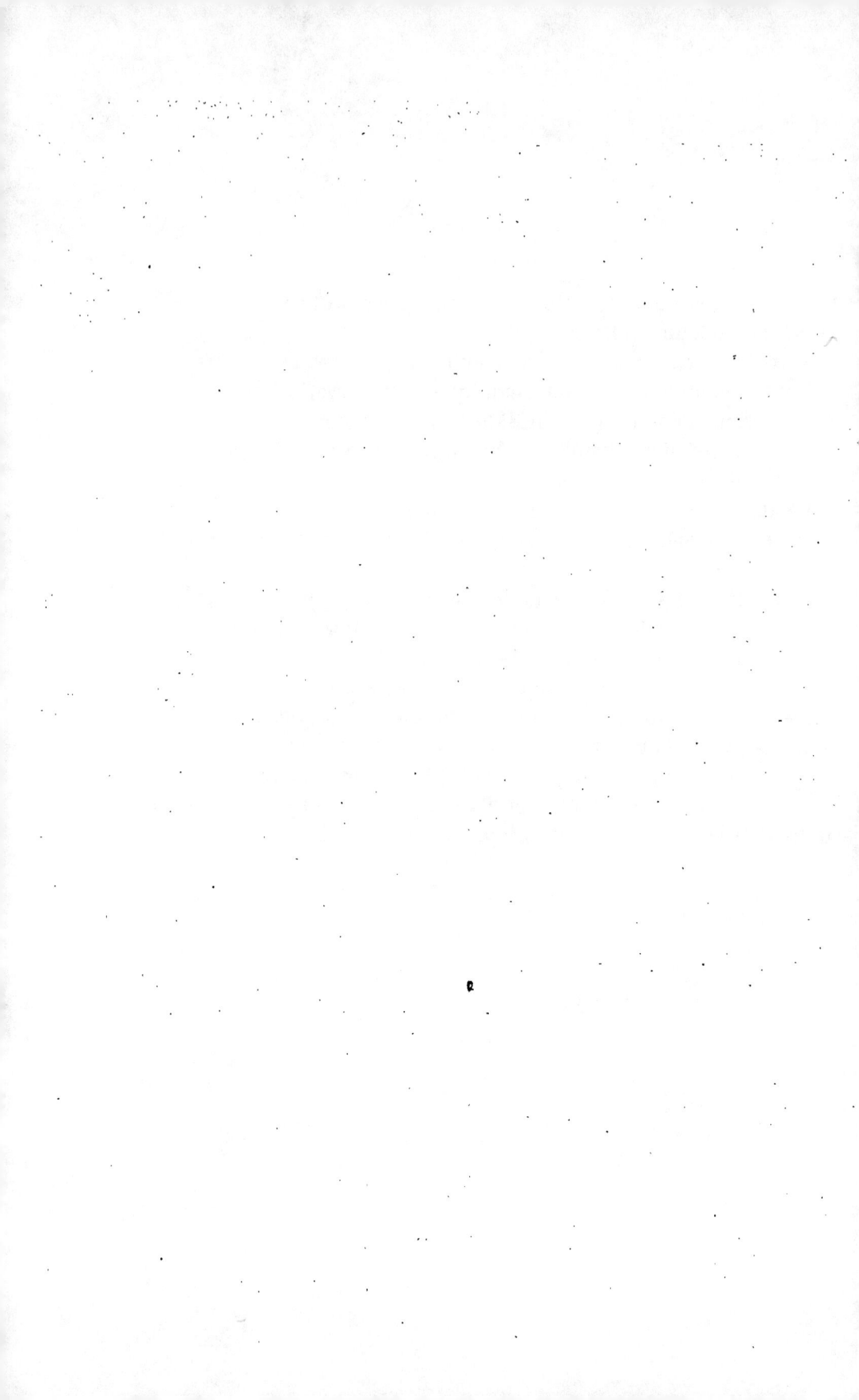

R

DE LA PÉRITONITE

A FOYERS MULTIPLES

DANS L'APPENDICITE

~~~~~~

OBSERVATION I

(recueillie dans le service de M. le Professeur Forgue, par M. Jeanbrau,
Chef de clinique chirurgicale)

Appendicite aigüe avec péritonite circonscrite ; laparotomie.
Péritonite généralisée progressive. Mort.

R... Louis, 21 ans, soldat au 122ᵉ de ligne à Montpellier.
Entré le 23 décembre 1899, décédé le 2 janvier 1900.

Antécédents héréditaires sans intérêt.

Antécédents personnels : Santé habituelle excellente ; le
soldat n'a jamais fait de maladie, dont il ait gardé le souvenir,
sauf une grippe à forme thoracique il y a deux ans.

Maladie actuelle. — Le vendredi 22 décembre 1899, à
5 heures 1/2 du soir le soldat montait la garde depuis
une heure, lorsqu'il fut pris brusquement de violentes douleurs dans le flanc et la fosse iliaque droite ; en même
temps vomissements alimentaires abondants. Les coliques se
calmèrent après une garde-robe. Il continua sa garde qu'un
oubli du chef de poste lui fit prolonger d'une heure ; mais il
conserva toute la nuit une douleur sourde dans le flanc droit.
Le lendemain matin seulement, 23 décembre, sentant la douleur
s'accentuer, il se fait porter malade. La température était de
38.5. On l'admet à l'infirmerie et on lui donne dix centigrammes
d'opium. Le soir T. 39,5 ; les vomissements et les coliques ont
reparu dans l'après-midi. On évacue le malade sur l'Hôpital
Surburbain le soir même.

A son entrée dans le service, le 23 décembre au soir, le malade a le faciès grippé, les traits tirés, la langue sale ; T. 38.7, Pouls à 125, petit et vibrant. Le ventre est ballonné, tendu et la palpation est très douloureuse, surtout à droite où l'on sent un empâtement qui recouvre tout le flanc droit, la fosse iliaque droite. Le maximum douloureux siège à deux travers de doigts en dehors du point de Mac-Burney.

Diète absolue ; 15 centigrammes d'opium en pilules de 1 centigramme, une toutes les heures ; glace dans la bouche, bouillottes. Les vomissements et les coliques continuent toute la nuit malgré l'opium.

24. — Le matin T. 38.1 ; pouls à 100, petit, vibrant, mais régulier. La tuméfaction parait stationnaire. Les vomissements et les douleurs se calment durant quelques heures. On continue l'opium par dose de 1 centigr. toutes les heures. M. le professeur Forgue porte le diagnostic d'appendicite avec péritonite péri-appendiculaire et décide d'attendre que les phénomènes inflammatoires se soient amendés pour intervenir.

Injection de 1 centigramme de morphine ; champagne glacé, le soir T. 38 ; pouls à 126.

25 décembre, Noël. — La nuit a été mauvaise. Le malade qui a la bouche sèche réclame continuellement à boire et vomit une cuillère de lait froid, que l'infirmier lui donne par mégarde malgré qu'on ait prescrit la diète absolue.

T. 37.3, pouls à 114, très faible ; le faciès est mauvais. L'empâtement, jusqu'alors limité au côté droit, de consistance très dure, s'est étendu, a dépassé la ligne médiane et la paroi se laisse déprimer. La péritonite parait donc s'étendre. M. le professeur Forgue décide d'intervenir immédiatement.

Laparotomie le 25 décembre à 9 heures du matin. — Ether-narcose. Incision parallèle au bord externe du grand droit. L'aponevrose grisâtre est incisée ; on tombe sur un foyer purulent, situé à trois centimètres en haut et en dedans de l'épine iliaque

antéro-supérieure ; il contient environ un verre de pus grumeleux, mal lié, très fétide. On cherche l'appendice au milieu des
adhérences intestinales qui limitent l'abcès et on le résèque et
on péritonise la tranche de section à la soie fine.

Drainage à la gaze iodoformée du foyer purulent et fermeture
de l'abdomen. Un surget au catgut sur le péritoine pariétal, les
muscles ; l'aponévrose et la peau sont réunis en un plan aux
crins de Florence. Deux gros drains enveloppés de gaze drai-
nent le foyer purulent. Pansement compressif.

Suites opératoires excellentes. — Les vomissements et les
douleurs cessent immédiatement après l'intervention. On continue
l'opium (1 centigramme toutes les heures), champagne frappé par
cuillerées à soupe pour calmer la soif ardente du malade ; glace
sur le ventre. Le soir T. 37,9, pouls à 100, régulier, assez vibrant,
une injection de morphine de un centigramme le soir.

26. — Nuit assez calme ; T. 37.5, pouls 96. A neuf heures du
matin les vomissements reprennent, vert-brunâtres, par moments
d'odeurs fécaloïde : constipation absolue depuis le 23 décembre.

On administre deux lavements : le premier purgatif, le second
nutritif et calmant (chloral, rhum, œufs, lait) qui déterminent
les évacuations abondantes, les premières depuis le début des
accidents.

Le soir T. 38,3, pouls 96. Glace sur le ventre, opium (15
centigrammes.)

27. — Nuit mauvaise, faciès grippé. Douleurs sourdes dans le
flanc. Le bandage du corps est humide et sent le pus. T. 37,3,
pouls à 114. On apporte le malade dans la salle d'opérations et
on enlève le pansement. La gaze est imbibée d'un pus abondant,
verdâtre, d'odeur fécaloïde. Réunion par *première intention* de
toute la ligne de suture. On ne touche ni aux drains, ni à la
gaze qui sort de la plaie. Pansement sec au dermatol, à cause
d'un léger érythème iodoformique.

Le soir, T. 38. Pouls 90, plein, régulier, bien frappé. Diarrhée fétide très abondante qui fatigue beaucoup le malade et que l'opium n'arrête pas.

28-29. — Etat stationnaire, bouillon glacé, lait glacé ; opium ; glace sur le ventre. La diarrhée continue.

30. — Amélioration légère. La diarrhée fétide a cessé. On continue l'opium.

31. — Deuxième pansement. La gaze est imbibée de pus. En pressant légèrement autour de la ligne de suture, on sent que la tuméfaction n'a pas disparu et il s'écoule par les drains environ un verre à Bordeaux de pus jaunâtre, très fétide.

1er janvier 1900. — Affaiblissement extrême. Délire. Les vomissements et la diarrhée reprennent, que la glace et l'opium ne peuvent calmer. Le malade succombe le 3 janvier dans le callapsus.

Nécropsie. — Le 4 janvier, 26 heures après la mort. Abdomen très tendu. L'aponevrose du grand oblique est grisâtre ; le foyer, qui avait été ouvert à l'intervention, bien drainé et presque sec. En agrandissant l'incision opératoire, on voit que l'anse du colon iliaque accolée et adhérente à l'intestin grêle, forme le dôme d'une cavité qui plonge dans le petit bassin ; cette cavité est remplie d'un demi-litre d'un liquide sale, très fétide. Elle pousse un prolongement entre la vessie et le rectum. On trouve à droite et à gauche du mésentère deux foyers purulents limités par des anses grêles agglutinées, contenant environ 50 grammes de pus. Enfin, il existe deux autres collections purulentes aplaties en galet entre le bord inférieur du foie, la paroi abdominale et colon ascendant. Tout l'intestin est recouvert d'un exsudat glutineux, verdâtre, très fétide ; mais les abcès sont parfaitement isolés, enkystés par des adhérences solides et aucune fusée ne les réunit les uns aux autres.

Le malade a donc succombé à une péritonite fibrino-purulente, à foyers multiples.

Historique

Le terme d'appendicite n'était créé qu'en 1889, par un chirurgien américain Mac-Burney, qui l'a proposé pour remplacer la typhlite des anciens auteurs. Cette affection signalée déjà dans le courant du XVIIIᵐᵉ siècle, n'était bien décrite qu'en 1827 par un médecin français Mêlier, qui a fait paraître le « Mémoire et observations sur quelques maladies de l'appendice cœcal », où il insiste sur l'importance pathologique de l'appendice, et prévoit déjà la possibité d'une intervention chirurgicale dans le cas où le diagnostic de ces affections peut être fait d'une façon certaine.

Mais ce mémoire passe inaperçu ou plutôt les conclusions de Mêlier ne sont point acceptées par ses contemporains, qui édifient la théorie de la typhlite.

Cette théorie est créée par Dance, Menière et surtout par Alberts de Bonne, qui dans son « Histoire de l'inflammation du cœcum » admet quatre variétés d'inflammation : 1° Typhlite stercorale, due à la stagnation des matières fécales et à l'irritation consécutive des parois ; 2° Typhlite simple, ou l'inflammation simple du cœcum ; 3° Pérityphlite, propagation de l'inflammation à l'extérieur du cœcum, et enfin

4° Typhlite chronique, inflammation à marche lente et prolongée.

Malgré les travaux de Grisolle, Forget, Leudet et autres médecins qui publient les observations d'appendicite avec des lésions typiques de cette affection, quoique les autopsies n'aient jamais prouvé que l'assertion d'Alberts fut bonne, cette théorie a régné en maîtresse jusqu'à 1879. Cette année Biermer déclare avec des observations à l'appui, que la pérityphlite est toujours la suite d'une perforation appendiculaire, causée par une concrétion stercorale. Depuis les recherches actives étaient poursuivies sur l'anatomie du cœcum et ses rapports avec le péritoine. Nous pouvons signaler les travaux de Bordeleben, confirmés par Trêve et Tuffier.

Sous l'influence de l'antisepsie, les interventions chirurgicales se sont multipliées et les chirurgiens américains opérant les malades dès le début des phénomènes morbides, ont constaté que le cœcum n'était presque jamais lésé, l'appendice, au contraire, était toujours atteint. En Europe ce sont les chirurgiens suisses qui, les premiers, ont suivi l'exemple des américains pour les interventions hâtives, et ont confirmé la nouvelle théorie de l'appendicite. Depuis, un nombre considérable des travaux a paru en France et à l'étranger.

Parmi les auteurs, citons Talomon, Dieulafoy, Fitz-Weir, Mac-Burney, Sonnenburg, Roux, Jalaguier (in Traité de chirurgie de Duplay), Forgue et Reclus (in Traité de Thérapeut. Chirurgicale).

Signalons aussi les discussions à la Société de Chirurgie (1895-1900) qui ont beaucoup contribué à élucider les questions si complexes de diagnostic et de traitement.

Définition et Anatomie pathologique

Parmi les complications de l'appendicite, une des plus graves est certainement la péritonite.

L'infection généralisée du péritoine qui succède à une appendicite perforante ou non perforante,ne se présente pas toujours sous le même aspect clinique. Mikuliez et Sonnenburg avaient déjà établi une distinction entre les différentes formes de la péritonite généralisée, suivant que la suppuration s'accompagne ou non d'adhérences fibrineuses. On établit donc les trois grandes divisions suivantes :

1° Péritonite généralisée sans adhérences ; 2° péritonite généralisée septique (septicémie péritonéale) et 3° la péritonite généralisée avec adhérences.

Nous laissons de côté la forme de péritonite généralisée non suppurée qui est très rare, assez mal connue, et serait caractérisée par l'ensemble des symptômes, décrits par Gubler sous le nom de péritonisme.

La forme généralisée sans adhérences, et la forme septique ont beaucoup de signes cliniques communs. La distinction est surtout basée sur la rapidité d'évolution et les phénomènes généraux d'intoxication qui prédominent dans la forme septique.

Nous n'insistons pas davantage sur ces formes de péritonite et abordons la troisième, plus rare, qui présente des difficultés particulières de diagnostic et de traitement.

Il nous paraît d'abord nécessaire d'établir les caractères de cette forme de péritonite, si fréquemment confondue avec d'autres formes anormales d'appendicite.

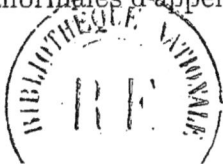

On trouve fréquemment, pendant l'intervention, que la cavité péritonéale est cloisonnée et présente des abcès parfaitement limités par des adhérences ; après l'évacuation du pus, les malades guérissent rapidement. Parfois cet abcès occupe le tiers, la moitié inférieure de l'abdomen ; d'autres fois, la moitié droite seulement de la cavité péritonéale est envahie par la suppuration. M. Ch. Nélaton, dans la séance du 24 juillet 1895, à la Société de Chirurgie, cite deux observations où il a trouvé 3 foyers suppurés, mais la séreuse péritonéale, en dehors de ces abcès, était saine.

De nombreuses variétés anatomiques peuvent, d'ailleurs, être observées, mais presque toujours la péritonite s'accuse dans la partie inférieure de l'abdomen.

Nous pensons que la présence de ces foyers multiples suppurés dans l'appendicite, ne suffit pas pour les classer comme péritonite généralisée à foyers multiples ; il manque pour cela encore un facteur important, c'est l'infection de toute la séreuse, et nous pensons que MM. Jalaguier et Nélaton ont parfaitement raison de les classer comme abcès péritonéaux enkystés à localisations multiples ou grandes péritonités enkystées. Nous n'admettons donc pas avec Sonnenburg, que cette forme de péritonite constitue une variété de péritonite fibrino-purulente généralisée et progressive.

La peritonite généralisée à foyers multiples ou la péritonite fibrino-purulente généralisée progressive de Sonnenburg est caractérisée par l'inflammation de toute la séreuse. Le péritoine irrité par le processus inflammatoire, réagit et cette réaction se traduit par la formation des exsudats, qui agglutinent les anses intestinales, forment les adhérences solides qui cloisonnent la cavité péritonéale et cisconscrivent de cette façon la suppuration en foyers multiples.

On pourrait faire des subdivisions de cette variété de péritonite suivant le nombre des abcès ou plutôt des collections suppurées enkystées. « J'ai souvent rencontré, dit Jalaguier, la disposition suivante : Un gros foyer situé derrière le cœcum et remontant plus ou moins haut le long du colon ascendant; un autre foyer plus considérable encore dans l'excavation pelvienne; enfin, très souvent une troisième collection dans la fosse iliaque gauche. »

D'autes fois, on remarque 4, 5 foyers indépendants, bien limités. Il est des cas, enfin, écrit Sonnenburg, où tous les viscères abdominaux sont unis entre entre eux par des fausses membranes et, au milieu, de nombreux abcès enkystés entre les anses intestinales. Nous pensons qu'il n'y a aucune utilité à créer des subdivisions nouvelles, car il est bien évident qu'entre une péritonite généralisée avec deux foyers enkystés et la forme ci-dessus, décrite par Sonnenburg, tous les intermédiaires sont possibles.

Etudions maintenant en détail l'anatomie pathologique de cette forme de péritonite.

A l'ouverture de l'abdomen, on trouve ordinairement l'aponévrose du grand oblique grisâtre et infiltrée de pus. L'aponévrose incisée, on tombe sur l'épiploon injecté et rouge dans les cas récents, ou rugueux, dépoli, couvert d'exsudats jaunâtres ou même verdâtres, quand l'infection est déjà passée par le stade de congestion. Les intestins, rouges, congestionnés et distendus sont collés entre eux et avec l'épiploon par les exsudats fibrineux, concrets, étalés sur la surface péritonéale à laquelle ils sont adhérents. Ces anses intestinales agglutinées forment des cavités purulentes. Dans l'observation de M. le professeur Forgue nous voyons que l'anse du colon iliaque accolée et adhérente à l'intestin grêle forment le dôme d'une cavité qui plonge dans le petit bassin. Une autre cavité est formée par le bord inférieur du foie, la paroi et le colon ascendant. Parfois, c'est entre l'épi-

ploon et les anses intestinales que se forme la cavité purulente, ou dans la fosse iliaque gauche et dans le cul-de-sac
péritonéal entre la vessie et le rectum ; dans l'observation de Loison, nous voyons un gros abcès formé par la
face inférieure du foie, le colon ascendant et la partie droite
du colon transverse.

Enfin, dans les observations de Broca et de Mlle Gordon,
nous retrouvons la forme particulière, décrite par Sonnenburg, de péritonite à petits foyers. Ces abcès sont formés par
les adhérences entre l'épiploon et les anses intestinales ; ils
sont petits, leur volume ne dépasse pas celui d'une noix, ils
sont nombreux, parfaitement limités.

Le liquide qui remplit ces cavités purulentes est séro-purulent, jaune-verdâtre, à odeur fécaloïde (observation de
Loison), ou grumeleux, mal lié, très fétide, comme dans
l'observation de M. Forgue.

La bactériologie du pus, malheureusement faite dans un
cas seulement (observ. de Ch. Monod) nous fait voir streptococque surtout, staphylococque blanc et un bacille qui n'a
pu être classé ; pas de bactérium coli.

Nous voyons que la disposition de ces foyers purulents ne
dépend pas toujours de la cause première de l'infection et
très souvent nous les voyons siéger à une certaine distance
de l'appendice, qui est le point de départ de la péritonite.

Symptômatologie

Souvent la péritonite généralisée ne se manifeste pendant les premières heures, que par les symptômes que nous sommes habitués à trouver dans les cas d'appendicite aiguë simple et nous croyons qu'au début il [est impossible de diagnostiquer si la péritonite est généralisée ou circonscrite.

Le premier symptôme que nous retrouvons dans toutes les observations, c'est la douleur ; tantôt subite, tantôt sourde et persistante depuis quelques jours. Cette douleur peut se calmer quelques heures après, mais elle ne disparait pas complètement et s'accentue avec le progrès de l'affection.

Localisée au début dans le flanc droit elle devient généralisée et tout le ventre est extrêmement douloureux. Cette recrudescence, souvent brusque, doit immédiatement appeler l'attention du médecin d'autant plus qu'elle l'accompagne ordinairement d'autres symptômes alarmants : vomissements, coliques, hoquet persistant, parfois fièvre. Les vomissements sont d'abord alimentaires, puis bilieux et porracés, parfois même noirâtres et fécaloïdes.

La fièvre n'est pas constante, ou plutôt les hautes températures s'observent rarement : 38,5-39.

Par contre, le pouls est presque toujours à 120-140. Plusieurs auteurs ont attiré l'attention sur cette dissociation du pouls et de la température et nous pensons que c'est un excellent signe de péritonite. Cette dissociation se retrouve dans toutes nos observations. Dans l'observation de M. le professeur Forgue, le malade a le 25 décembre T. 38,7 et le pouls à 128, le même, 27 décembre, T. 38 et pouls à 128. Le lendemain, T. 37,3 et le pouls à 114. Le 27 décembre, quand l'infection se généralise de plus en plus, il nous présente la température à 37,3 et le pouls à 140.

Dans l'observation 2 (Broca), nous retrouvons la température de 37,4 avec le pouls à 136 ; observation 4 (Loison) ; 38,6 de température avec 150 pulsations, etc...

Donc la dissociation du pouls et de température est d'une grande valeur dans le diagnostic de la péritonite.

Plusieurs malades souffrent de coliques, qui ne s'accompagnent pas de selles. Presque toujours la constipation est absolue pour les gaz comme pour les matières.

Passons maintenant en revue les signes objectifs. Le faciès est toujours grippé, hippocratique, les traits tirés, la langue sale.

Le ventre est ballonné, tendu et la palpation est extrêmement douloureuse, surtout à droite. Le maximum siège souvent au point de Mac-Burney, mais il n'est pas facile de le constater toujours. A la percussion on trouve presque toujours de la sonorité, parce que le pus siège profondément. Il est fréquent de trouver, au commencement, de l'empâtement dans la fosse iliaque droite, mais cet empâtement disparait quelques jours après ou s'étend à toute la partie inférieure de l'abdomen, ce qui le distingue de l'empâtement de l'appendicite avec péritonite localisée lequel persiste, sans augmenter, au lieu d'élection, la fosse iliaque droite. On remarque parfois (observation de Jacob), des veinosités du côté où on trouve un peu de matité et de l'empâtement.

Ajoutons que dans des cas très rares, la péritonite généralisée est caractérisée par des signes d'une extrême gravité : douleur violente, vomissements, anurie, sueurs froides et visqueuses, algidité.

Dans l'observation de M. le professeur Forgue, nous

retrouvons tous les symptômes ci-dessus à cette observation peut servir de type de symptômatologie à cette forme de péritonite. Douleur brusque du début, absence des hautes températures ; dissociation remarquable de pouls et de température ; vomissements et hoquet persistants ; empâtement et douleur localisés d'abord à droite, dans la fosse illiaque, puis se généralisant dans tout l'abdomen. Faciès grippé, péritonéal. Dans aucune autre observation nous ne retrouvons cet ensemble remarquable des signes caractésant l'affection.

Etudions maintenant le diagnostic absolu de la péritonite appendiculaire et le diagnostic différentiel avec quelques affections ayant presque la même symptômatologie, et avec diverses formes de péritonite généralisée.

Diagnostic et Pronostic

Il est permis de dire aujourd'hui que le diagnostic absolu de l'appendicite et de la péritonite appendiculaire n'offre aucune difficulté. Brusquerie du début ou de la rechute, douleur d'abord localisée puis généralisée dans tout l'abdomen, vomissements porracés, verdâtres, parfois même fécaloïdes, presque toujours constipation absolue, faciès péritonéal, hoquet persistant, ballonnement du ventre, empâtement, parfois la notion de l'existence de crises antérieures — tout cela, croyons-nous, est parfaitement suffisant pour établir le diagnostic d'une péritonite d'origine appendiculaire.

Le diagnostic différentiel avec l'étranglement interne, est des plus intéressant à établir. L'erreur est fréquente et s'explique par la similitude de symptômatologie de ces deux affections.

L'élévation de température qui fait défaut dans l'étranglement et qui existe dans la péritonite est loin d'être un signe constant, la température dans le dernier cas pouvant rester normale ou même au-dessous de la normale. Le ballonnement du ventre peut exister dans les deux cas, mais dans le cas d'étranglement le météorisme n'est pas toujours uniforme, parfois même on observe une déformation irrégulière de l'abdomen.

La douleur localisée à la fosse iliaque droite n'est pas elle-même caractéristique de la péritonite appendiculaire, puisqu'elle peut exister dans l'étranglement interne et, en particulier, dans les cas d'invagination iléo-cœcale. Pourtant la généralisation plus rapide de la douleur pousserait plutôt au diagnostic de péritonite.

Il existe encore un symptôme d'une grande valeur pour ce diagnostic difficile, c'est la sensibilité extrême du cul-de-sac vésico-rectal ou recto-utérin, et souvent la sensation d'une tuméfaction vague et diffuse ou d'une collection molle et dépressible. Il est certain que le cul-de-sac de Douglas, qui est si accessible au toucher, peut nous donner de précieux renseignements sur l'état de la séreuse et nous croyons que le toucher rectal doit être pratiqué dans tous les cas de diagnostic douteux.

Ajoutons à ces signes différentiels, que la constipation est moins absolue, les vomissements fécaloïdes moins fréquents dans les cas de péritonite.

Nous pouvons donc réunir comme symptômes différentiels de la péritonite : tympanisme moins marqué, météorisme uniforme, tandis que dans l'étranglement il est plus partiel, généralisation plus rapide de la douleur, constipation moins absolue ; vomissements rarement fécaloïdes et sensibilité extrême du cul-de-sac recto-vésical, parfois même la sensation d'une tuméfaction diffuse.

En somme le diagnostic est très difficile et souvent restera en suspens. L'erreur du reste est de moindre conséquence aujourd'hui puisque l'indication de la laparotomie s'impose dans les deux cas.

Nous n'insistons pas sur le diagnostic différentiel avec les péritonites, consécutives à la perforation d'autres viscères abdominaux. La marche des accidents, l'existence des signes propres aux affections, qui causent ces perforations, permettent de différencier ces affections.

Enfin le psoïtis et les affections génitales peuvent simuler une péritonite appendiculaire. Nous pensons qu'un examen approfondi permettra presque toujours de poser le diagnostic de l'affection.

Il nous reste à faire le diagnostic différentiel avec les autres formes de péritonite généralisée, diagnostic, qui n'est souvent posé que pendant l'intervention ou à l'autopsie.

En présence d'une péritonite généralisée, dont on a constaté l'existence peut-on diagnostiquer la variété? Peut-on affirmer que c'est la septicémie péritonéale, ou la forme généralisée sans adhérences, ou enfin, celle avec adhérences et foyers multiples?

Nous croyons que ce diagnostic différentiel est extrêmement difficile et dans bien des cas impossible.

Nous allons indiquer sur quoi on peut baser une opinion.

La péritonite septique diffuse, la septicémie péritonéale ont un début moins brusque, la douleur abdominale est peu accusée, les vomissements ne sont pas abondants et très souvent la constipation est remplacée par la diarrhée. Le ventre n'est pas ballonné et la température assez élevée au début, baisse le deuxième ou le troisième jour. Par contre le faciès est grippé, terreux, la prostration est très grande et fait croire plutôt à une affection générale, comme la grippe ou la fièvre typhoïde.

Donc l'absence, presque absolue de retentissement péritonéal et l'état général grave, caractérisent cette forme de péritonite.

La péritonite purulente débute brusquement. Douleur extrême ou recrudescence subite d'une douleur sourde antérieure. Contraction des muscles abdominaux et plus tard le ballonnement du ventre, qui est très douloureux, avec un point maximum dans la fosse iliaque droite ; vomissements abondants alimentaires et bilieux d'abord porracés et verdâtres ensuite. Constipation absolue. Température à 38-38,5, avec un pouls très rapide, petit, dépressible et irrégulier ; la respiration est courte, anxieuse.

On voit par conséquent dans cette forme les symptômes d'inflammation péritonéale prédominer.

Comment distinguer la forme de péritonite sans adhérences des formes à foyers multiples ? Ici la question est presque insoluble. Nous croyons pourtant que la recherche de la sonorité peut-être d'une certaine utilité. Dans la forme avec adhérences, on trouve de la sonorité, parce que le pus est toujours profond, ne remplit pas la séreuse, mais est collecté dans des foyers circonscrits par les anses intestinales.

M. Jalaguier a indiqué qu'on peut constater la dilatation des veines abdominales sous-cutanées et quelquefois un œdème très léger, une sorte de boursoufflure du tissu cellulaire sous-cutané (voir l'observation 6).

En somme le diagnostic est très difficile, et dans bien des cas, il est impossible de dire en présence de quelle forme de péritonite on se trouve. Mais nous croyons que ce diagnostic différentiel n'a pas beaucoup d'importance en fait, puisque dans tous les cas, quelle que soit la forme de péritonite il y a une indication absolue d'intervention urgente.

Il nous reste à dire quelques mots sur la marche et le pronostic de la péritonite généralisée à foyers multiples.

Quel est le pronostic de la péritonite à foyers multiples ? Dans toutes nos observations nous trouvons la terminaison fatale ; mais nous croyons que dans la forme particulière que nous étudions, le pronostic pourrait être un peu modifié par une intervention précoce.

Les exsudats purulents, les produits de l'inflammation péritonéale, peuvent jouer un rôle bienfaisant en ce sens qu'ils localisent la suppuration, forment des foyers purulents séparés du reste de la cavité péritonéale.

Si une intervention précoce, venant en aide à la réaction péritonéale, débarrassait la cavité abdominale de ces produits septiques par un lavage et un draînage des foyers purulents, le malade croyons-nous pourrait mieux lutter contre l'infection.

Nous concluons donc que le pronostic de la péritonite est très grave et ne peut être modifié que par une intervention précoce.

Traitement

1° Indications. — 2° Technique opératoire

Si au cours d'une attaque d'appendicite, diagnostiquée ou méconnue, on voit chez le malade un ballonnement du ventre succéder à la contraction des muscles
droits, la douleur, primitivement localisée dans la fosse
iliaque droite s'étendre à tout l'abdomen, les vomissements
devenir verdâtres, porracés, la température à 38°, 38° 5 avec
le pouls à 120-130, petit, dépressible, irrégulier, si le faciès
est grippé, la respiration anxieuse, si, en un mot, on se
trouve en présence des phénomènes graves de la péritonite
généralisée — que faut-il faire ?

L'indication absolue, urgente, immédiate — c'est l'intervention chirurgicale.

Le diagnostic de la forme de péritonite ici importe peu ;
ce qu'il faut faire sans perdre du temps, c'est opérer le
malade et le plus tôt possible.

A l'appui de cette opinion, qui aurait pu paraître il y a
quelques années un peu trop exclusive, nous nous permettons de citer textuellement les paroles de chirurgiens de
mérite comme Jalaguier, Nelaton et Routier, dont la compétence en matière d'appendicite et de péritonite appendiculaire est reconnue de tous.

Routier, dans la séance du 17 juillet 1895 de la *Société de
Chirurgie*, conclut ainsi : « Dans tous les cas d'appendicite
avec infection généralisée du péritoine, l'intervention de

rigueur est la laparotomie, la seule contre-indication est l'état de faiblesse extrême du sujet.»

Nelaton (*Société de Chirurgie*, 2 juillet 1895). — « Au point de vue du diagnostic, je ne pense pas qu'il soit possible de différencier les deux formes : péritonite à foyers multiples ou péritonite généralisée diffuse. Et au point de vue de l'indication opératoire, j'irai plus loin, je ne pense pas que cette distinction doive être recherchée. La laparotomie d'urgence s'impose dans les deux cas. Si l'on a affaire à la forme enkystée à foyers multiples, tant mieux ; on peut avoir espoir de guérison et si on est en présence de la forme diffuse généralisée, quelque nulles que paraissent à l'heure actuelle, les chances de réussite, je ne pense pas que l'on soit en droit de s'abstenir d'une opération qui laisse une lueur d'espoir ».

Enfin l'opinion de Jalaguier (*Société de Chirurgie*, séance du 3 juillet 1895). « Dans les cas de péritonite nettement caractérisée et aussi dans les cas où j'ai le moindre doute, où j'hésite tant soit peu entre la péritonite vraie et la forme septique diffuse, j'interviens toujours, et le plus tôt possible. Excepté bien entendu, lorsque les malades sont à l'agonie ».

L'extrême faiblesse du sujet est-elle une contre-indication absolue ? Nous ne le croyons pas. Nous pensons que les soins préliminaires, qui consisteront en une injection de caféïne, ou une injection sous-cutanée ou intraveineuse de sérum caféïné, enfin l'anesthésie locale seulement, permettront presque toujours une opération rapide.

Donc la seule contre-indication c'est l'agonie du sujet.

Etudions maintenant les détails de l'intervention.

Les soins préliminaires. — Le malade doit avoir les jambes, les cuisses et la poitrine emmaillotées d'ouate. Il est bon de lui faire avant l'opération une injection hypodermique de 0 gr. 25 centigrammes de caféïne pour relever la pression artérielle et dans le cours de l'opération, de lui injecter 250 à 300 grammes de sérum caféiné avec un appareil à transfusion. La peau de l'abdomen est savonnée, brossée, nettoyée à l'alcool et à l'éther et alors on procède à l'anesthésie.

Choix de l'incision. On a beaucoup discuté sur le point de savoir où il faut faire l'incision.

L'incision la plus fréquemment employée est celle de Roux (de Lausanne). C'est une incision parallèle à l'arcade de Fallope et à la crête iliaque du côté droit, longue de 15 à 18 centimètres; située en dedans de l'épine iliaque antéro-supérieure, elle en restera éloignée d'un centimètre et demi ou deux centimètres.

Mais cette incision parfaite pour les cas d'appendicite simple ou avec un foyer péri-cœcal, n'est pas suffisante dans les cas de péritonite généralisée, où on trouve d'autres foyers que le foyer péri-cœcal ; elle donne peu de jour et on est obligé de faire une autre incision. Peyrot a pris l'habitude, dans les cas de péritonite, de faire l'autre incision dans le flanc gauche, incision identique comme tracé à celle du côté droit. Nous ne croyons pas que cette pratique soit toujours utile. Il est rare de rencontrer un gros foyer dans le flanc gauche ; ce qui se trouve souvent c'est une grosse collection autour de l'appendice et dans le petit bassin et une autre plus haut du coté du foie et du colon ascendant. Dans ces conditions les incisions qui donneront le plus de jour à l'opérateur seraient : une incision dans le flanc droit pour vider les collections péri-appendiculaire et celles du petit bassin et une incision médiane qui permettra de faire passer un courant d'eau salée pour faire la toilette de la séreuse et pour évacuer et drainer les foyers possibles dans la partie supérieure de l'abdomen.

Pour l'incision médiane le meilleur procédé à notre avis est celui de Jalaguier. Voici comment il le décrit.

« Sur le milieu de l'espace qui sépare l'épine iliaque antérieure et supérieure de l'ombilic, je fais une incision de 8 à
10 centimètres parallèle au muscle droit; le tiers supérieur
de cette incision est au-dessus de la ligne ilio-ombilicale;
les deux tiers inférieurs sont au-dessous. J'arrive directement sur l'aponévrose du grand oblique, qui est fendue du
haut en bas dans toute la longueur de la plaie. Les deux
lèvres de l'incision aponévrotique sont saisies avec des
pinces à pression et la lèvre interne est reclinée en dedans
pour découvrir la partie externe de la face antérieure du
grand droit enfermé dans sa gaîne. Le bord externe du
muscle est facile à reconnaître à la vue et au toucher.

J'incise la gaîne dans toute la longueur de la plaie, à 1
centimètre environ en dedans du bord externe. Les deux
lèvres de l'incision sont prises avec des pinces, et la lèvre
externe est disséquée de dedans en dehors jusqu'au bord
externe du muscle. Cette dissection est des plus faciles, la
gaîne n'adhérant qu'à l'intersection fibreuse qui se trouve
vers le tiers supérieur de la plaie, mais qui n'est pas constante. Le bord externe du muscle est dégagé avec la sonde
cannelée et refoulé en dedans ; deux écarteurs le maintien-
nent, et la paroi postérieure de la gaîne du grand droit se
trouve largement découverte. On voit une artériole, une
veinule et un filet nerveux qui traversent obliquement le
champ opératoire à sa partie moyenne.

Le feuillet postérieur de la gaîne (*fascia transversalis*) est
incisé à son tour à un centimètre environ en dedans du
sommet de l'angle dièdre formé par sa réunion avec le
feuillet antérieur. Cette incision doit être prudente, car, à ce
niveau, le *fascia transversalis* est directement appliqué sur le
péritoine, sans la moindre interposition de tissu graisseux.
La gaîne et le péritoine sont fendus sur la même ligne, dans
l'étendue nécessaire et les bords de l'ouverture son fixés
avec des pinces.

Il faut veiller à ne pas blesser les vaisseaux épigastriques qui passent à une petite distance de l'extrémité inférieure de l'incision; on les perçoit par transparence. »

Traitement de l'appendice. — Il est bien entendu que l'opération doit être conduite rapidement. Mais à notre avis, cela ne veut pas dire qu'elle ne doive pas être radicale. Donc, chaque fois que l'appendice est trouvé facilement dans la plaie, il faut le reséquer, s'il n'est pas facilement accessible, il faut le laisser et ne pas aller à sa recherche en déchirant les adhérences, défense naturelle de l'organisme contre l'infection. Pour le reséquer; on le sépare d'abord du méso qui s'insère sur son bord interne. On applique une pince hémostatique sur le méso où se trouve une artériole et on pose une ligature sur la base de l'appendice. La ligature est ordinairement en argent. On coupe l'appendice au-dessous de la ligature.

Certains chirurgiens réduisent dans le ventre ce moignon après avoir stérilisé sa muqueuse au thermo-cautère. Quand l'opération est rapide comme elle doit l'être dans les cas de péritonite, ce traitement est suffisant, mais il vaudrait mieux encore enfouir ce moignon dans l'épaisseur de la paroi de cœcum par un double plan de suture de Lembert.

Toilette de la séreuse. — Il est nécessaire, après avoir reséqué l'appendice, de laver la grande séreuse, non pour la désinfecter, les solutions antiseptiques ne sont pas assez fortes pour cela et, d'ailleurs, le grand pouvoir d'absorption du péritoine s'opposerait à l'emploi des solutions antiseptiques fortes qui sont presque toujours toxiques. Le lavage est nécessaire pour enlever une partie des exsudats qui flottent dans l'abdomen, pour évacuer les liquides septiques qui remplissent les foyers purulents. On se sert ou d'une solution chaude d'acide borique, ou d'une solution très faible de sublimé, ou d'une solution physiologique de sel maarin (sept pour mille). Nous préférons, pour des raisons indiquées plus haut, la dernière solution, qui a l'avantage d'unir les qualités de véhicule pour les liquides septiques et de servir de sérum dans les cas d'absorption par le péritoine.

Donc, un lavage de toute la cavité péritonéale. Faut-il comme le fait M. Peyrot, introduire la main dans l'abdomen, brasser les anses agglutinées et déchirer les adhérences pour faire pénétrer le liquide partout? Nous ne le croyons pas. Ces adhérences protègent certaines régions de l'abdomen contre l'infection, et, les déchirer serait faciliter la propagation du processus inflammatoire à des parties qui étaient protégées efficacement avant.

Le lavage est dirigé par l'incision médiane en haut, en bas et de côté, de façon à laver toutes les parties de la muqueuse péritonéale.

Drainage. — Le drainage est le complément du lavage ; drainage capillaire à la gaze stérile, drainage avec des tubes de caoutchouc ou de verre.

Nous préférons un drainage combiné, par des tubes de caoutchouc entourés de gaze stérile. On met deux tubes dans la partie inférieure des deux incisions et, au besoin, d'autres tubes plus longs qui draineront les foyers éloignés formés sous le foie ou dans le petit bassin.

Le drainage du cul-de-sac postérieur préconisé par Reynier, ne présente pas, à notre avis, de grands avantages, la cavité vaginale étant toujours septique par elle-même et d'une désinfection très difficile.

Soins post-opératoires. — Les premières heures après l'opération on ne donne au malade que quelques morceaux de glace pour calmer la soif et les vomissements. Au bout de vingt-quatre heures on peut lui donner du champagne glacé par petites gorgées, puis un peu de bouillon froid ou du lait. Cela mène jusqu'au huitième jour, date à laquelle on purge le malade, dont on a jusque-là immobilisé les intestins par des pilules d'opium (dix pilules d'un centigramme d'extrait thébaïque).

Si tout va bien, on ne fait ni pansement ni lavage. Dans le cas contraire, on change le pansement et les mèches. Les tubes seront laissés en place tant qu'il persiste de la suppuration.

Il est bon de faire au malade des injections du serum artificiel dans le tissu cellulaire sous-cutané ou même des injections intra-veineuses. On peut injecter, deux, trois fois par jour, 100, 200 gr. d'une solution saline à 7/1000, et les faits sont nombreux qui démontrent que ces injections constituent une ressource précieuse dans la thérapeutique des péritonites appendiculaires.

Nous avons étudié en détail chaque temps d'intervention dans la péritonite généralisée à foyers multiples.

Résumons maintenant en quelques mots toute la marche de l'opération.

Soins préliminaires. — Le champ opératoire est désinfecté et garni de compresses stérilisées à l'étuve. On fait une incision de Roux dans la fosse iliaque droite; on évacue le pus et on procède à la recherche de l'appendice. Si celui-ci est facilement amené dans la plaie, on le resèque après l'avoir lié à la base et avoir mis une pince sur le méso. Cautérisation du moignon, ouverture rapide de l'abdomen par l'incision de Jalaguier, évacuation du pus. Introduction de la canule d'injecteur et lavage abondant de la cavité abdominale. Assécher avec des compresses, mettre les drains enveloppés de gaze stérile ; retrécir les incisions par quelques points aux crins de Florence, il vaut mieux suturer au catgut les aponévroses du grand droit. Pansement légèrement compressif. Pendant l'opération, un aide fait une injection de 300 grammes de sérum caféiné.

Transporter dans le lit, couvrir de couvertures; bouillottes. Le jour suivant, diète absolue. Opium. Plus tard, quelques aliments liquides glacés; au huitième jour, une purge.
Les drains seront enlevés quand la suppuration sera
complètement tarie.

OBSERVATIONS

OBSERVATION II

(Broca, *Gazette hebdomadaire*. 1896, 25 octobre 1894, page 1027.)

Georges B..., 9 ans, a été admis le 20 août 1894, à l'hôpital Trousseau, salle Lugol (service de M. Comby, suppléé par M. Queyrat).

Antécédents héréditaires tuberculeux. — Personnellement, il semble avoir eu, il y a quatre ans, une atteinte personnelle assez aigüe. Est resté souffreteux depuis. Une rougeole contractée à l'âge de 2 ans. Bien portant jusqu'au, 17 août 1894, début de la maladie. Ce jour-là, l'enfant a ressenti une douleur brusque dans la fosse iliaque droite.

Le 19 août. — Vomissements, fièvre intense, de la faiblesse générale, des douleurs abdominales. A l'entrée, le 20 août, dans le service de médecine, la constipation était opiniâtre ; les symptômes précédents persistaient.

Le 20 et le 21. — On donne des lavements glycérinés sans succès ; mais par l'opium et la glace sur le ventre, on obtient une amélioration notable. Le faciès est bon, la douleur iliaque, ayant son maximum à la pression au milieu de la ligne ileo-ombilicale, était toujours vive. T. matin, 37,8 ; soir, 38,7. Pouls bon.

Le 22 août. — Faciès bon, mais la douleur iliaque a augmenté. T. matin 37,4 ; mais en même temps, le pouls est devenu petit, bat à 126, peu après à 136 ; le soir, T. 37.

Le 23 matin. — M. Broca voit l'enfant pour la première fois.

Dans la fosse iliaque droite existe contre l'arcade de Fallope un empâtement très net, douloureux à la pression. Le ventre est modérément ballonné, mais il est sensible à la pression dans toute son étendue. Pouls à 120, régulier, mais petit et dépressible, faciès bon ; T. 37,4. Opération immédiate. Incision iliaque classique donne issue à une assez petite quantité de pus fétide. On voit dans l'incision l'appendice sphacelé, situé juste contre la paroi. On l'attire, ce qui se fait sans rompre les adhérences profondes et on voit que, sa pointe regardant en bas, il a subi à peu près à moitié de sa longueur, une torsion complète d'un tour, de bas en haut et de droite à gauche. Le soir, T. 38, et le lendemain T. 37,9 ; l'enfant semble aller bien. Pouls moins fréquent. T. 37,4, faciès bon, pas de constipation.

Dans la nuit du 24 au 25, les vomissements reprirent.

Le 25 matin, T. 39,2, faciès grippé, ventre douloureux. Mort.

Autopsie. Foyer iliaque bien drainé et limité par les adhérences. Mais dans tout l'abdomen, entre les anses de l'intestin grêle et l'épiploon, existent de petits foyers purulents, nombreux, gros au plus comme une noix, limités par les adhérences.

OBSERVATION III
(Mlle Gordon, thèse de Paris, 1896)

Emile S..., 8 ans, entré salle Denonvillier, le 19 septembre 1895, décédé le 23 septembre. Pas d'antécédents. Début le 18 septembre. L'enfant reçoit à midi, d'un autre garçon, un coup de pied dans la partie supérieure du côté droit de l'abdomen. Il rentre chez lui à 6 heures du soir et ne veut pas dîner. Vomissements trois fois dans la nuit et quelques garde-robes qui auraient été noires. Le lendemain, les vomissements continuent, mais il n'y a pas de garde-robe. Température peu élevée.

A l'entrée, on trouve le ventre douloureux, dur, sans foyer localisé; les vomissements ont cessé et l'état général n'est pas très mauvais. A cause de l'absence des phénomènes locaux, on n'intervient pas. Opium et diète jusqu'au 22 septembre. Ce jour-là, l'enfant est pris vers trois heures de l'après-midi, de vomissements bilieux fréquents et de douleurs abdominales très vives, avec élévation de la température. Laparotomie médiane le soir. On trouve et on draine une collection purulente dans la là fosse iliaque droite. Sutures et pansement.

Le 23, l'état s'aggrave et l'enfant meurt.

Autopsie. — Des adhérences multiples, petits abcès entre les anses intestinales, grosse collection dans le petit bassin qu'elle remplit et dans laquelle est l'appendice, largement perforé en deux points.

OBSERVATION IV

(Loison, *Revue de Chirurgie*, 1895)

B..., 26 ans, forgeron, ressent brusquement une vive douleur dans la fosse iliaque droite, après avoir bu un verre d'eau, le 12 août 1891 à 3 h. 1/2 du soir. Néanmoins, il dine comme de coutume ; violentes coliques pendant la nuit avec constipation. Le lendemain, fièvre, coliques, vive douleur à la pression dans la fosse iliaque droite. Purgatif, suivi de plusieurs selles. Envoyé à l'hôpital de Tunis, le 15 août, les symptômes s'aggravaient progressivement jusqu'au 19 août. A cette date, et pendant une tentative d'exploration de la fosse iliaque, on sent tout à coup une sorte de gargouillement sous la main, et en même temps le malade accuse au niveau de la région épigastrique une violente douleur qu'une injection de morphine ne parvient pas à calmer. T. 38,5 dans l'après-midi ; pouls à 150 ; le corps est couvert de sueurs froides; faciès grippé; pas de vomissement, ni de hoquet; pas de ballonnement du ventre. Incision de dix centimètres le long du bord externe du muscle grand droit, du côté droit. A l'ouverture du péritoine, il s'écoule 150-200 grammes du pus jaune-verdâtre, à odeur fécaloïde. Le foyer purulent est limité en dehors par la paroi abdominale, en dedans par les anses intestinales agglutinées entre elles par un exsudat fibrineux. Un diverticule purulent se dirige vers le fond du petit bassin, d'autres diverticules conduisent dans la direction de l'ombilic. On écarte doucement avec les doigts les anses d'intestin grêle qui se présentent, et l'on donne issue au pus et aux fausses membranes fibrineuses qui les séparaient. Grand lavage de la cavité périnéale à l'eau bouillie ; nettoyage de tous les diverticules ouverts. Les anses visibles de l'intestin grêle sont rouges, dépolies, tapissées d'exsudats ; on n'arrive point à découvrir l'appendice ilio-cœcal.

Le péritoine est épongé à l'aide de gaze stérilisée et une mèche de gaze iodoformée est introduite dans le petit bassin. Suture des trois quarts supérieurs de la plaie. L'opération dure une heure et demie. Les symptômes s'aggravent après l'opération et la mort survient le lendemain à cinq heures du soir.

A l'autopsie il s'écoule de la cavité abdominale une grande quantité de liquide stercoro-purulent. Les anses intestinales sont rouges, agglutinées entre elles par des exsudats stercoro-purulents; le grand épiploon est adhérent aux instestins et au péritoine pariétial. On trouve du pus dans le petit bassin, autour de la rate, de l'estomac, du foie ; une loge contenant environ un litre du pus existe entre la face inférieure du foie, le colon ascendant et la partie droite du colon transverse. L'appendice ilio-cœcal est caché en arrière du cœcum, dans l'angle ileo-colique. Sa partie terminale est gangrénée et présente plusieurs ulcérations ; elle contient un corps étranger du volume d'un noyau de cerise.

OBSERVATION V

(Ch. Monod, in thèse de Barbet, Paris, 1898).

Homme de dix-neuf ans ; pris brusquement dans la nuit du 18 au 19 mars 1893, d'une vive douleur dans le ventre. La veille et les jours précédents, le malade avait été à la selle régulièrement.

Le 19 mars, selle noirâtre.

Le 20, douleurs dans tout l'abdomen avec maximum dans la fosse iliaque droite ; vomissements verdâtres peu abondants ; pas de selle, fièvre.

Au moment de son entrée dans le service de M. Monod, 22 mars, l'état est le suivant : Faciès grippé, langue saburrale. T. 37,5. Pouls à 96, ventre douloureux et ballonné ; empâtement très douloureux à la pression et très nettement délimitable dans la fosse iliaque droite, faisant une saillie appréciable à la vue, immédiatement au-dessus de l'arcade crurale ; matité à ce niveau. Glace intus et extra ; lait, 8 centigrammes d'extrait d'opium.

23. — Hoquet ; pas de vomissement. T. 37,5 , le soir, 38.

25, 25, 26. — Amélioration ; la douleur et le ballonnement diminue ; la tuméfaction de la fosse iliaque droite est moins marquée ; selle spontanée, quelques vomissements, faciès meilleur ; la température reste cependant à 38,5 ; pas de pus dans les selles.

27. — Rétention d'urine nécessitant le cathétérisme.

28, 29. Etat stationnaire ; selles, quelques vomissements ; on ne retrouve plus la tuméfaction péri cœcale.

30. — Aggravation ; douleurs abdominales plus vives ; météorisme très marqué, langue sèche, soif vive, faciès très grippé, vomissements, deux selles. On constate qu'il existe, à gauche de l'ombilic, de la douleur plus vive et de la submatité.

La température qui était à 37 le matin, monte à 39 degrés le soir ; pouls à 120.

31. — Faciès péritonéal accentué; sueurs froides et visqueuses, abondantes ; pâleur et refroidissement des extrémités, température 38.4 ; pouls à 120-130, irrégulier, petit ; respiration haletante, soif vive, vomissements. Ventre très météorisé et douloureux, surtout à gauche.

Laparotomie immédiate : incision médiane au-dessous de l'ombilic; dès l'ouverture du péritoine épaissi, écoulement d'un liquide séro-purulent. Anses intestinales agglutinées par des fausses membranes et du pus. La main introduite dans la cavité péritonéale, trouve à *gauche une poche* renfermant du pus fétide. A *droite*; vers le cœcum, *poche* formée par des adhérences intestinales et renfermant du pus séreux.

On ne peut constater nettement les lésions du cœcum et de l'appendice. Lavage à l'eau bouillie. Mèches de gaze iodoformée dans les deux fosses iliaques et la portion médiane de l'abdomen. Suture incomplète de la plaie pariétale.

Durée de l'opération, quarante-cinq minutes (chloroformisation comprise.)

Pas de choc opératoire ; une demi-heure après, le malade réveillé se trouve mieux.

Soir, à 4 heures. T. 38, pouls petit à 120 et à 8 h. sueurs froides, nez pincé, extrémités glacées, pouls imperceptible. T. 39, dyspnée, vomissements verdâtres.

1er Avril. — T. 38.8, pouls à 120, meilleur que la veille, vomissements nettement porracés; langue rosée, diarrhée jaunâtre, dyspnée, sueurs froides, connaissance complète. Injection de caféine et de sérum artificiel (50 gr.)

2. — Aggravation. Mort à 3 h. du soir avec une T. de 39.5.

Autopsie. — Péritonite généralisée. *Dans le petit bassin, vaste collection purulente,* recouverte par la masse intestinale, adhérente au détroit supérieur. Exsudats fibrineux dans la fosse iliaque gauche. Appendice de 3 centimètres de longueur, situé en place normale, son extrémité gangrenée baigne dans le pus, pas de corps étrangers.

Bactériologie du pus. — Streptococque surtout; staphilococque blanc et un bacille qui n'a pu être classé ; pas de bactérium coli.

OBSERVATION VI
(*In* thèse de Jacob. Paris 1893.)

Marthe L..., âgée de 12 ans, est une fille vigoureuse, sans antécédents pathologiques, qui a été prise subitement dans la matinée du 14 juillet 92, de violentes douleurs abdominales suivies de vomissements. Le 17, elle entre dans un service de médecine, d'où on la renvoie le lendemain en chirurgie. A ce moment faciès péritonéal, cyanose légère, ventre entièrement ballonné, très douloureux. Pas d'œdème. La douleur parait un peu plus vive dans la fosse iliaque droite qui présente les veinosités qu'on ne retrouve pas ailleurs. Pas [de douleurs lombaires. T. 38.6. Extrémités froides. Les vomissements continuent, les selles sont normales.

Laparatomie médiane par Jalaguier. Epiploon épaissi, noirâtre en certains points qui adhèrent aux parties profondes. Au-dessous de lui, on *trouve dans la fosse iliaque droite* une grande quantité du pus séreux et fétide ; on lave à l'eau boriquée chaude et on évacue *une collection pelvienne,* puis d'autres *plus petites à gauche* et *entre les anses intestinales.* L'appendice est senti plongeant dans le bassin, il se laisse décoller, mais il est si court, qu'il n'arrive pas au niveau de l'incision et pour ne point prolonger l'opération, on le laisse. Drainage par tubes et bandelettes de gaze.

Pansement. — Mort à deux heures.

A l'autopsie, péritonite généralisée. Rien ailleurs. L'appendice, long de 4 centimètres, est très étroit et présente près de son sommet une plaque gangréneuse faisant le tour de la circonférence et présentant deux petites perforations.

OBSERVATION VII

(Mlle Gordon. Thèse de Paris 1894.)

Adrienne F..., 8 ans, entrée salle Hiraldès le 27 août 1895, décédée le 4 Septembre. Antécédents héréditaires nuls. Elevée au biberon, l'enfant a souvent des troubles gastro-intestinaux, notamment la diarrhée. Rougeole à 4 ans. Début de la maladie le 25 avril, par des coliques très fortes, de là cephalée, de la fièvre et des vomissements. Le maximum de la douleur est dans la fosse iliaque droite. A l'examen, on constate à ce niveau de l'empâtement profond et de la submatité s'étendant jusqu'à gauche de la ligne médiane. Sous le chloroforme l'empâtement est à peine perceptible.

Le 27. — L'incision sur le bord externe du grand droit. Evacuation d'un abcès situé en dedans et en bas. Drains, pansements. Malade très agitée, mais pouls pas mauvais.

Le 29. — Peu de pus dans le pansement que l'on change. Constipation opiniâtre. Le 2 septembre on sent par le toucher rectal une masse résistante, arrondie très douloureuse en avant et à droite du rectum qui est plein de matières. Le 4 septembre, pouls insensible. Mort.

Autopsie. — Adhérences pleurales très fortes à droite, rien à gauche. Adhérences du péritoine, de l'epiploon, du cœcum et de l'intestin grêle au bord de la plaie. Poches purulentes, entre les anses agglutinées de la portion terminale de l'intestin grêle.

CONCLUSIONS

1° La péritonite à foyers multiples dans l'appendicite est une variété rare de la péritonite généralisée avec adhérences.

2° Elle se caractérise anatomiquement par des abcès enkystés multiples disséminés dans l'abdomen, de nombre et de volume variables.

3° Le diagnostic présente de grosses difficultés et on la confond presque toujours avec la péritonite généralisée purulente.

4° Le pronostic est souvent fatal.

5° L'intervention précoce dans l'appendicite rarifiera de plus en plus les cas de péritonites généralisées et il est indiqué d'agir dès le début des accidents pour éviter la formation de ces collections multiples qui échappent presque à l'intervention chirurgicale.

INDEX BIBLIOGRAPHIQUE

BARBET. — Thèse de Paris, 1897, N. 289.

BROCA. — L'appendicite, 1900 (Actualités médicales).

DIEULAFOY. — Pathologie interne, 10ᵉ édition 1897, T. I. page 339.

FORGUE ET RECLUS. — Thérapeutique chirurgicale, 2ᵉ édition 1898, T. II, pages 818, 836 et 837.

HOUZÉ — Thèse de Paris, 1896, N. 324.

JACOB. — Thèse de Paris, 1893, N. 345.

JALAGUIER — In-Traité de Chirurgie de Duplay et Reclus. 2ᵉ édition 1898, T. VI, pages 619, 629, 661, 687.

LEGUEU — De l'appendicite, (Monographie 1897).

— Traitement de l'appendicite, (Monographie 1899).

MONOD ET VANVERTS. — L'appendicite, 1897. (Encyclopédie des aides-mémoires, Léauté).

MARTY. — Thèse de Toulouse, 1894, N. 56.

TALAMON. — Appendicite et Pérityphlite, (Bibliothèque Charcot-Debove 1892.

GORDON (Mˡˡᵉ). — Thèse de Paris, 1896, N. 101.

Bulletin de l'Académie de Médecine, 1895, 1897.

Bulletins et Mémoires de la Société de Chirurgie de Paris, 1892, 95, 97, 98, 1900. (Discussions)

Gazette hebdomadaire de Médecine et de Chirurgie, 1896, 25 octobre, p. 1027.

Revue de Chirurgie, 24 janvier 1895.

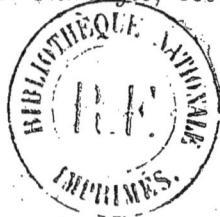

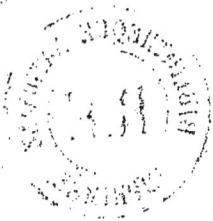